LA

MÉTALLOTHÉRAPIE ET L'HYDROTHÉRAPIE

LEURS EFFETS PHYSIOLOGIQUES

ET

LEURS APPLICATIONS THÉRAPEUTIQUES

DANS L'HYSTÉRIE

PAR

Le Dr G. THERMES,

Chevalier de la Légion d'honneur,
Directeur de l'Établissement hydrothérapique et électrothérapique de l'avenue Malakoff,
Rédacteur en chef du Conseiller médical,
Membre de la Société d'hydrologie médicale, de la Société de médecine pratique,
de la Société française d'hygiène, etc.

·PARIS

IMPRIMERIE A. PARENT, A. DAVY, SUCCESSEUR
Rue Monsieur-le-Prince, 29-31.

—

1881

LA

MÉTALLOTHÉRAPIE ET L'HYDROTHÉRAPIE

LEURS EFFETS PHYSIOLOGIQUES

ET

LEURS APPLICATIONS THÉRAPEUTIQUES

DANS L'HYSTÉRIE

LA
MÉTALLOTHÉRAPIE ET L'HYDROTHÉRAPIE

LEURS EFFETS PHYSIOLOGIQUES

ET

LEURS APPLICATIONS THÉRAPEUTIQUES

DANS L'HYSTÉRIE

PAR

Le Dr G. THERMES,

Chevalier de la Légion d'honneur,
Directeur de l'Établissement hydrothérapique et électrothérapique de l'avenue Malakoff,
Rédacteur en chef du Conseiller médical,
Membre de la Société d'hydrologie médicale, de la Société de médecine pratique,
de la Société française d'hygiène, etc.

PARIS

IMPRIMERIE A. PARENT, A. DAVY, SUCCESSEUR
Rue Monsieur-le-Prince, 29-31.

1881

LA MÉTALLOTHÉRAPIE ET L'HYDROTHÉRAPIE

LEURS EFFETS PHYSIOLOGIQUES

ET

LEURS APPLICATIONS THÉRAPEUTIQUES

DANS L'HYSTERIE

1º *Métallothérapie.* — Il y a quelques années à peine, retentissait dans le monde médical l'écho, aujourd'hui affaibli, des phénomènes déterminés par l'application externe ou par l'administration des métaux à l'intérieur : bientôt, sous l'impulsion donnée, l'électricité dynamique, l'eau à diverses températures, le vésicatoire, le sinapisme, le bois, voire même l'*expectant attention* (1) revendiquaient tour à tour leur part de succès, quand réapparut l'aimant qui tendit à détrôner le métal et le reste. Mais une découverte en amène une autre : à tous ces procédés vint s'ajouter un nouveau ; et ce fut encore l'électricité, cet agent des merveilles, cette fois l'électri-

---

(1) *L'expectant attention* consiste à concentrer son attention sur un point de son corps, et à imaginer que tel ou tel phénomène subjectif doit s'y produire, pour que ce phénomène ait, en réalité, quelque chance de s'y manifester.

cité statique, qui réclama le droit de se présenter comme le plus puissant des esthésiogènes connus.

Quoi qu'il en soit, il est peut-être utile, puisqu'une heureuse occasion nous est offerte de vous parler métallothérapie et hydrothérapie, de faire revivre un passé tout récent, et de dérouler à vos yeux les phases successives qu'a traversées cette question de métallothérapie, qui, à deux reprises différentes et à un intervalle d'un quart de siècle, a quelque peu passionné les esprits.

L'application de métaux à la surface du corps, dans un but thérapeutique, était usitée chez les anciens ; toutefois, hâtons-nous de le dire, les inscriptions magiques gravées sur le métal jouissaient seules de la vertu de combattre et de guérir la maladie. Aussi faut-il arriver au siècle dernier, au temps où le *magnétisme animal*, parti de Vienne, rayonnait en Europe et en Amérique, pour assister aux nombreux essais sur l'emploi des métaux, et principalement des métaux aimantés dans le traitement d'un grand nombre d'affections : avec le fer aimanté, le P. Hell enregistrait des cures nombreuses ; Mesmer émerveillait encore plus avec ses lames et ses anneaux aimantés qu'il prodiguait aux confrères, mais que bientôt il devait délaisser, aussi bien que l'électricité, pour ce fluide subtil, le *magnétisme*, tandis qu'Elisha Parkins, attribuant aux métaux de l'influence sur les corps vivants, construisait son *tracteur métallique* (1), l'expérimentait avec succès à Philadelphie, et déléguait son fils à Londres pour faire publiquement l'essai de son appareil, et obtenir une patente qui lui assurait le privilège exclusif de le vendre.

____

(1) Instrument long de deux pouces et demi, composé de différents métaux.

L'élan était donné: bientôt, en France, la Société royale de médecine de Paris constatait les bons résultats de l'application des plaques métalliques sur les points douloureux, et Despine, vers 1820, s'efforçait de méthodiser l'emploi thérapeutique des métaux; mais à M. le Dr Burq revient l'honneur d'avoir démontré certains effets physiologiques des métaux, d'avoir essayé et conseillé la métallothérapie externe et interne; et à l'honneur s'ajouta pour le médecin français la bonne fortune d'avoir vu, après trente ans de luttes et d'oubli, son procédé expérimenté, accepté, préconisé et récompensé.

Métalloscopie. — Chez les sujets sains, une simple excitation accroît la sensibilité du côté non excité, et diminue celle du côté excité. Ce phénomène est attribué par M. le Dr Adler aux *fonctions bilatérales* (Adamkievicz); car, dans la sensibilité du corps, les ganglions symétriques sont antagonistes l'un à l'autre dans l'exercice de leurs fonctions.

Quand il s'agit d'application des métaux, les résultats sont très variables : quelquefois la sensibilité est augmentée au point d'application, d'autres fois elle est diminuée; enfin, dans certains cas on n'obtient rien.

Il n'en est pas de même chez les hystériques en état d'*imminence morbide*, c'est-à-dire n'ayant pas encore eu d'attaque d'hystérie caractérisée, ou n'ayant eu qu'une seule attaque. Dans ces conditions, l'application des métaux provoque tantôt l'anesthésie, tantôt une exagération des phénomènes de la névrose, et même la manifestation des accès d'hystérie (professeur Charcot, Dumontpallier, Aigre). Le métal ici devient un signe de diagnostic dans les cas douteux.

Un degré de plus, et nous voici dans la métalloscopie

proprement dite. Ici, en effet, la diathèse s'est affirmée,
et l'hystérie se présente à nous avec une diminution de
la sensibilité générale ou spéciale, et de la force musculaire. Alors, la métalloscopie sera la recherche du métal
qui doit avoir une action spéciale sur cette hystérique,
et, en particulier, sur les phénomènes d'amyosthénie et
d'anesthésie qu'elle présente. C'est là le fait sur lequel
M. Burq a attiré l'attention, et dont nous allons donner
les détails.

En 1851, M. Burq, en appliquant une plaque de métal,
une pièce de monnaie, par exemple, sur une hystérique
atteinte d'hémianesthésie permanente, ne tarda pas à
noter des fourmillements, des picotements, des phénomènes de dysesthésie, c'est-à-dire une sorte de trouble
dans la perception des sensations, en vertu duquel un
corps froid, comme la glace, paraît chaud ; il signala, en
outre, une élévation de température appréciable au
thermomètre, et, après un temps variable de dix à vingt
minutes, le retour de la sensibilité ; puis, quand plus tard
il eut inventé son dynamomètre, il reconnut en outre
que la motilité était également modifiée, car, en opérant
sur le membre supérieur, il put apprécier et évaluer
une augmentation de force.

En ce qui concerne la sensibilité, M. Burq vérifia
qu'elle ne se limitait pas seulement au pourtour de l'ar-
mature métallique, mais encore qu'elle s'irradiait progressivement, si bien que la zone esthésique finissait
par s'étendre à tout le côté auparavant anesthésié. En
même temps, il vit que les capillaires s'étaient dilatés,
puisqu'une piqûre qui, faite avant l'application du métal
sur un point insensible, ne donnait pas de sang, sai-
gnait plus ou moins abondamment après cette applica-
tïon

Cependant, ce n'était point uniquement la *sensibilité générale* que le métal modifiait, mais aussi la sensibilité *spéciale* : car les organes des sens, la vue, l'ouïe, l'odorat, le goût recouvraient leur faculté de percevoir les sensations, après l'application d'une plaque métallique.

Enfin, M. Burq s'aperçut que toutes les malades n'étaient pas sensibles au même métal, qu'il y avait une *idiosyncrasie métallique* : en effet, l'une était sensible à l'or, l'autre au cuivre; celle-ci subissait l'influence du zinc, celle-là était impressionnée par le fer. C'étaient des *monométalliques;* certaines, au contraire, éprouvaient un retour de l'esthésie et de la myosthénie par l'application du zinc et de l'or, tout en ressentant des effets plus marqués par l'or que par le zinc. C'étaient des *polymétalliques* (1).

Ainsi, retour de la circulation, retour de la sensibilité générale et spéciale, de la force musculaire, avec production parfois de manifestations de fatigue, de brisement, d'épuisement, sous l'influence d'un ou de plusieurs métaux, tels sont les phénomènes subjectifs ou objectifs de la métalloscopie.

Métallothérapie proprement dite. — Mais ce n'est point tout. M. Burq, ne se contentant pas, avec juste raison, de ces expériences physiologiques, voulut entrer dans une voie nouvelle et tout aussi féconde, selon lui, la voie thérapeutique. *Après avoir reconnu qu'une malade était sensible à un métal donné, il appliqua chaque jour, sur les différentes parties du corps, des armatures*

(1) Les aptitudes polymétalliques, c'est-à-dire la modification de la sensibilité et de la force musculaire par plusieurs métaux, existent habituellement pour deux, rarement pour trois métaux

faites avec ce métal, si bien que la malade ressemblait à ces chevaliers du moyen âge, bardés de cuirasses et de brassards.

Ce procédé parut bizarre et fit sourire : comme si des expériences sérieuses et faites judicieusement ne devaient pas plutôt attirer l'attention et réclamer le contrôle des savants. Mais passons et examinons. Cette application métallique ramenait tout d'abord un peu de sensibilité ; celle-ci disparaissait bientôt, et les phénomènes morbides s'accentuaient, momentanément il est vrai, lorsque le métal restait appliqué. Ainsi, la patiente éprouvait du malaise, de l'engourdissement, de la somnolence. Toutefois, après une quinzaine de jours, il y avait un amendement, et les symptômes permanents de l'hystérie s'atténuaient ou même disparaissaient. Bientôt cependant tous les phénomènes revenaient : la guérison n'était que temporaire, il fallait donc recommencer, et cela plusieurs fois, pour arriver à une guérison définitive. Telle est la *métallothérapie externe.*

M. Burq ne s'en tint pas là. Il ne lui suffit plus de l'application de plaques métalliques sur une partie plus ou moins limitée du corps, capable de faire cesser les paralysies de la sensibilité et de la motilité produites par l'hystérie.

L'aptitude métallique externe étant connue, le même métal administré à l'intérieur, sous forme d'eaux minérales ou de préparations pharmaceutiques, doit déterminer les mêmes résultats que son application externe.

Une malade, par exemple, est sensible à l'or, vous lui donnez du chlorure d'or, puis, au bout d'un certain temps, vous constatez le retour complet de la sensibilité générale et spéciale, de la force musculaire et une amélioration de l'état de santé. Voilà la *métallothérapie interne.*

Tous ces faits métalloscopiques, métallothérapiques appartiennent à M. Burq, et constituent le *Burquisme.* Ils n'étaient pas cependant les seuls qui fussent du domaine de la métallothérapie, et d'autres tout aussi intéressants devaient être dévoilés.

Faits nouveaux. — Une commission, composée de MM. Charcot, Luys et Dumontpallier, à laquelle furent adjoints dans la suite MM. Landolt, Gellé et Regnard, fut nommée pour examiner et contrôler ces expériences. Elle confirma tout d'abord les premiers faits métalloscopiques avancés par M. Burq : étant donnée une malade hémianesthésique, dont l'insensibilité est constatée par le transpercement de la peau avec une aiguille, et cela sans faire éprouver de la douleur, si l'on applique du côté anesthésié, l'avant-bras par exemple, une plaque métallique d'or, et que la malade soit sensible à l'or, voici ce qui est observé : au bout d'un temps variable, de quelques secondes à vingt minutes, la malade éprouve de l'engourdissement ; si l'on pique la peau au voisinage de l'or, la sensibilité est accusée. L'anesthésie a disparu. La peau, sur ces entrefaites, a rougi ; les piqûres, auparavant exsangues, saignent plus ou moins. Et si vous avez pris auparavant la force dynamométrique du côté anesthésié, vous constatez, après l'application du métal, que cette force a augmenté sensiblement. L'amyosthénie a disparu en même temps que l'anesthésie.

Que si vous continuez l'expérience, en laissant le métal appliqué sur la peau, et piquez toujours la peau, vous sentez que, à un moment donné, la sensibilité revenue disparaît de nouveau, et fait place à l'anesthésie. Bien plus, cette insensibilité s'accentue, c'est-à-dire que, si avant l'application du métal il n'y avait que de l'analgésie, il y a maintenant une anesthésie complète. C'est l'*anesthésie de retour* de M. Burq.

Si, au contraire, la réapparition de la sensibilité constatée, vous enlevez le métal, cette sensibilité persiste durant quelques heures et même deux jours. En outre elle se généralise : de l'avant-bras, elle gagne le bras et s'étend graduellement et progressivement sur tout le côté du corps qui, avant l'expérience, était le siège de l'hémianesthésie. Toutefois, le phénomène ne persiste pas ; il est *temporaire*, et l'anesthésie envahit de nouveau les régions qu'elle occupait primitivement.

Mais la commission ne tarda pas à élargir le cercle de ses observations et à trouver des faits nouveaux.

Transfert. L'un des premiers fut le phénomène du *transfert*. Voici en quoi il consiste : lorsque vous appliquez un agent *esthésiogène*, ici un métal, auquel est sensible la malade, un métal *actif*, sur une surface anesthésique, vous ramenez dans cette zone, comme nous l'avons déjà dit, la sensibilité, la force musculaire, la température ; mais sur le côté sain, dans la région homologue, et dans des points symétriques, la température, la force musculaire, la sensibilité disparaissent à leur tour. Bien plus, ce n'est point seulement la sensibilité générale qui revient dans le côté malade, tandis qu'elle disparait du côté sain, c'est encore la sensibilité spéciale. Ainsi, M. le Dr Gellé a fait remarquer que, du côté où l'acuité auditive était normale, au début, cette acuité auditive, à la fin de l'expérience, avait diminué dans une mesure presque proportionnelle à celle dont elle avait augmenté dans le côté malade, sur lequel on avait opéré avec le métal. Egalement, M. Landolt a noté qu'il en était de même dans l'amblyopie hystérique et, en particulier, dans l'achromatopsie.

Ce phénomène du transfert, que les expériences de la commission française ont si bien mis en lumière, d'après M. de Watteville, aurait été déjà observé par le docteur Buzzard, en 1868, dans les circonstances suivantes : « Une fille de quatorze ans était atteinte d'accès épileptiformes, que précédait un *aura* dans le poignet *gauche*. Un vésicatoire appliqué sur l'avant-bras arrêta l'aura, les accès devinrent moins fréquents, et furent alors annoncés par un aura partant du poignet *droit*. Un beau jour l'aura revint dans son siège primitif, et il survint par semaine un ou deux accès, contre lesquels le traitement ne put rien.

Quoi qu'il en soit, au moment du passage de l'hémianesthésie d'un côté à l'autre, ou lors du transfert, apparaît un phénomène intéressant que M. Charcot a dénommé *phénomène des oscillations consécutives*(1), à la suite duquel le malade recouvre la sensibilité des deux côtés, et la conserve pendant un certain temps, durant lequel il se trouve soustrait à toute nouvelle attaque. Ce fait, dit le savant médecin de la Salpêtrière, avait été entrevu pour la première fois par M. Burq ; il est une indication toute naturelle de l'application longtemps continuée des plaques métalliques, pour obtenir la guérison de l'hémianesthésie.

(1) C'est le transfert de la sensibilité (générale ou spéciale) d'un côté à l'autre du corps, sous l'influence d'applications métalliques ou autres. Il recommence souvent, pour ainsi dire spontanément, sans nouvelle application métallique et se répète plusieurs fois de suite.

Le phénomène du transfert est temporaire, du moins chez les hystériques ; il disparaît avec la sensibilité, c'est-à-dire au bout de quelques heures, les choses reviennent à leur état primitif. Il n'en est pas de même chez les malades atteints d'hémianesthésie par suite de lésions organiques anciennes des centres nerveux, de la partie postérieure de la capsule interne (hémiplégie, chorée post-hémiplégique). Dans l'espèce, l'application des métaux ramène la sensibilité, mais d'une manière plus durable, et les applications métalliques ne la font point reparaître comme cela a lieu dans l'hystérie.

Adjonction des métaux. — M. le Dr Burq avait, depuis longtemps, observé que le contact de certaines matières, métalliques ou non, avait, dans plusieurs circonstances, privé les plaques de leur efficacité ordinaire, mais il avait simplement noté le fait. La commission, et M. Vigouroux particulièrement, devaient compléter cette observation.

Le métal actif, l'or, par exemple, appliqué isolément sur le côté hémianesthésié, ramène, on le sait, la sensibilité ; mais si l'on applique sur la pièce d'or une pièce d'argent, les phénomènes ordinaires ne se produisent plus.

D'autre part, la commission, pensant que la sensibilité post-métallique était la conséquence du transfert d'une impression spéciale de la périphérie vers les centres nerveux, puis d'un acte réflexe des centres vers la périphérie, eut l'idée d'empêcher la transmission de l'impression périphérique vers les centres, en arrêtant l'*évolution* des phénomènes métalloscopiques. Elle plaça en conséquence un bracelet d'argent au-dessus du bracelet d'or, et elle constata que ce procédé empêchait le retour de la sensibilité. A peine avait-on enlevé le bracelet d'argent, tout en laissant en place le bracelet d'or, que la sensibilité réapparaissait en suivant la marche ascendante.

Elle constata, également, que l'action métallique restait normale, lorsque le métal neutralisant était situé à quelques centimètres au-dessous du métal agissant.

Mais qu'adviendrait-il de l'anesthésie de retour si on appliquait simultanément l'or (métal *actif*) à gauche, et l'argent (métal *neutre*) à droite ? La commission voulut le savoir : et, elle vit que, pendant toute la durée de l'application simultanée des deux métaux, la sensibilité restait normale.

En laissant l'argent en place, après avoir enlevé l'or du bras gauche, aucun phénomène n'était produit.

Mais, après avoir enlevé l'argent du bras droit et replacé l'or sur le bras gauche, l'anesthésie de retour ne tardait pas à se produire sur le bras gauche et à s'étendre à tout le corps.

L'action de l'argent avait donc paru être neutralisante de l'action de l'or. (*Second* rapport de la commission, par M. le Dʳ Dumontpallier.)

M. le Dʳ Vigouroux, à son tour, frappé de la rapidité et de la fugacité des phénomènes (retour après peu de temps de l'insensibilité), chercha à fixer le phénomène produit (sensibilité ou anesthésie). Sachant que l'adjonction d'un second métal changeait totalement la marche des phénomènes, il eut l'idée de *superposer* au métal *actif* un métal *neutre*. Voici son expérience : « Supposons que l'on détermine chez une malade la succession connue des phénomènes métalloscopiques en lui appliquant une plaque de métal *auquel elle est sensible ;* alors si, à cette plaque on en superpose une seconde d'un métal auquel la malade *ne soit pas sensible,* les alternatives habituelles d'apparition et de disparition de la sensibilité cessent d'avoir lieu : *le phénomène est fixé dans la phase où il se trouve.* C'est-à-dire que, si au moment où l'on ajoute la seconde plaque, la première a déjà produit, soit la sensibilité, soit l'anesthésie, celles-ci persistent aussi longtemps que dure la double application.

Au lieu de *superposer* les métaux, M. Vigouroux, sur le conseil de M. le Dr Dumontpallier, a placé la seconde pièce, la *neutre,* non plus sur la première, mais à une certaine distance de la première, et directement sur la peau. Le résultat a été le même que dans la superposition. Mais il faut encore préciser : les phénomènes métalloscopiques se manifestant de la plaque métallique placée sur le membre aux parties centrales du corps, le second métal, inactif ou neutre, doit être placé au-dessus du premier pour immobiliser le phénomène dans la phase où il se trouve, car s'il est placé au-dessous d u premier, il ne produit rien, l'action du métal actif reste ce qu'elle était.

Autre point : pour que l'on puisse observer les effets des pièces superposées, il faut que la malade soit sensible à l'un des deux métaux, et ne le soit pas à l'autre.

Anesthésie métallique (Charcot). Un autre fait très intéressant et dont la portée, sous le rapport thérapeutique, ne manque pas de valeur, a été signalé par la commission. Voici une hystérique, sensible à l'or, et qui, sous l'influence de la métallothérapie interne continuée pendant un certain temps, ne présente plus d'hémianesthésie, n'a plus de crises convulsives. Est-elle complètement guérie? Appliquez, pour vous en assurer, en un point du côté autrefois anesthésié, le bras par exemple, des plaques ou des pièces de métal or. Si, après cette application, vous constatez chez votre malade du malaise, de l'inquiétude, s'il y a tendance à l'engourdissement, au sommeil, et si, surtout, en piquant le bras, vous voyez que la sensibilité, qui était tout à l'heure à l'état normal, est présentement complètement abolie, il y a lieu de penser que la malade n'est pas absolument guérie. D'où indication de continuer le traitement interne, jusqu'à ce qu'il n'y ait plus d'anesthésie de retour post-métallique.

Si, au contraire, la malade n'est point influencée par la même application, à laquelle elle était autrefois sensible, c'est qu'elle n'est plus sous l'influence de la diathèse; elle est très probablement complètement guérie.

Ainsi, en général :

1° La sensibilité métallique cesse de se manifester :

a. Lorsqu'on superpose deux plaques métalliques, l'une active, l'autre neutre ;

b. Lorsque l'on place une plaque métallique neutre à quelques centimètres au-dessus de la pièce métallique active ;

2° La sensibilité reste normale, il n'y a pas anesthésie de retour, quand il y a application simultanée du métal actif du côté anesthésié, du métal neutre du côté sain ;

3° La fixation des phénomènes, dans leurs différentes phases d'évolution (retour de la sensibilité, de la force musculaire, de l'anesthésie, de l'amyosthénie), a lieu par la superposition au métal actif d'un métal neutre, ou par l'application de celui-ci à distance, mais au-dessus du métal actif ;

4° L'anesthésie métallique, c'est-à-dire la réapparition de l'insensibilité, par l'application externe du métal actif, chez une hystérique qui, pendant un certain temps, a pris à l'intérie r le même métal, cette

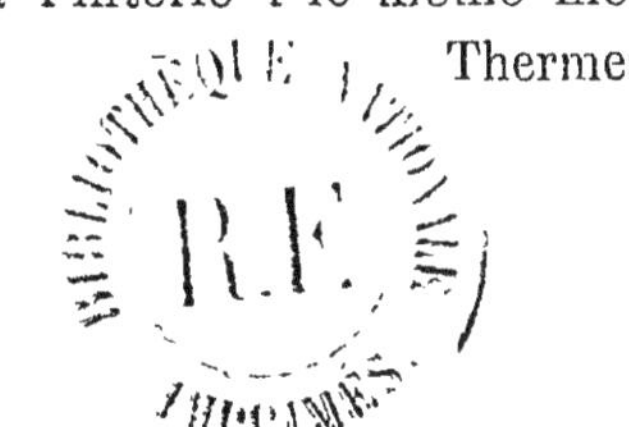

Thermes,

anesthésie métallique sert de critérium; elle indique
que la malade est encore en puissance de diathèse.

Valeur de la métallothérapie interne. — La commission eut enfin à étudier les expériences relatives à l'administration des métaux à l'intérieur. Des malades sensibles à l'or, au cuivre, furent soumises, chaque jour,
à l'usage de préparations d'or et de cuivre, et il fut con-
staté que, après un temps variable, il y avait retour de
la sensibilité générale et spéciale, de la force musculaire, une amélioration considérable de l'état de santé.
Donc, étant connu le métal qui, par son application
externe, a modifié l'anesthésie et l'amyosthénie des
hystériques, c'est ce même métal qu'il faut donner à
l'intérieur, pour *améliorer* certains symptômes de l'hystérie.

Ce n'était pas assez : il importait de savoir si ce même
métal *guérissait* les manifestations diverses de la diathèse hystérique ou hystéro-épileptique.

Après cette amélioration notable des malades, les
métaux furent supprimés pendant un certain temps, et
l'on vit diminuer de nouveau la sensibilité, la force
musculaire, qui reparurent encore, dès que les malades
furent remises à l'emploi du métal actif.

Mais, à une maladie chronique comme l'hystérie, il
faut opposer un traitement chronique. La commission
ne le pouvait guère ; aussi, par l'organe de M. le
Dr Dumontpallier, formula-t-elle les conclusions suivantes : « Chez des malades dont l'aptitude métallique
avait été reconnue par des expériences antérieures, on
a obtenu, pendant l'administration à l'intérieur des
mêmes métaux, une *amélioration dans l'état général
de leur santé*, amélioration établie d'abord par le retour

de la sensibilité générale et spéciale, de la force musculaire et de la menstruation régulière. »

La commission est ainsi restée dans une sage réserve, et n'a pas conclu définitivement ; mais d'autres observateurs, ayant eu la possibilité de suivre pendant des mois leurs malades, ont pu constater les effets thérapeutiques de la métallothérapie interne. Pour eux, il y a eu des cas de guérison d'hystérie générale, comme d'hystérie locale. MM. Burq, Bernhardt (de Berlin), Abadie, Bouchut, etc., en ont cité des exemples, et cela principalement chez des malades mono-métalliques. Toutefois, ces faits ne sont pas aussi nombreux que nous le voudrions, et, dans certaines observations, il conviendrait aussi de dégager la part à revenir, dans la guérison, aux pratiques hydrothérapiques, aux applications d'aimants. Disons donc en terminant :

La métallothérapie interne a une valeur curative incontestable et incontestée, mais elle n'a peut-être pas réalisé toutes les espérances de son distingué promoteur.

En résumé, chez les hystériques :

1° Le métal, auquel la malade est sensible, appliqué directement sur la peau et du côté atteint d'anesthésie et d'amyosthénie, amène, après un temps variable, le retour de la sensibilité et de la force musculaire il produit, en outre, le transfert, fait disparaître les contractures, et agit aussi bien sur la sensibilité spéciale que sur la sensibilité générale ; mais les phénomènes ne sont que temporaires. Telle est la *métallo-scopie*.

Certaines malades présentent une idiosyncrasie métallique *multiple*, c'est-à-dire subissent l'influence de deux ou de trois métaux.

2° L'application de plaques métalliques actives à la

surface du corps, dans un but thérapeutique, ou la *métallothérapie externe*, aggrave parfois les manifestations de la diathèse, et produit l'attaque, soit dans les cas de maladie confirmée, soit chez les hystériques en état d'imminence morbide.

3° L'administration du métal actif à l'intérieur ou la *métallothérapie interne* a donné lieu, le plus souvent, à des guérisons temporaires, apparentes, démontrées par l'anesthésie de retour métallique ; elle a produit, quelquefois, après un temps généralement long, des guérisons définitives, et cela, surtout chez les malades mono-métalliques.

2° *Hydrothérapie.*

L'hydrothérapie, dans ses applications locales ou générales, développe dans les nerfs sensitifs des impressions qui mettent en jeu le pouvoir excito-moteur, et provoquent des actes réflexes dans les diverses parties de notre organisme. Que l'eau soit froide ou qu'elle soit chaude, son application sur le tégument externe déterminera tout d'abord une contraction des éléments musculaires du derme comme des vaisseaux, indépendamment parfois des nerfs vaso-moteurs. L'impression sur les nerfs sensitifs produira, par suite, une excitation, laquelle se transmettra à la moelle, puis traversera les commissures médullaires pour aller mettre en activité les éléments vaso-constricteurs non seulement d'un point opposé, mais encore d'une zone symétrique. Il était donc naturel de penser que l'excitant thermique, dans certains cas et dans certaines conditions, pouvait avoir des effets analogues à ceux produits par les métaux. C'est ce qu'avaient entrevu M. Burq, pour l'hydrothérapie, en général, et plus tard M. Regnard, pour le froid ; c'est ce que nous avons essayé de démontrer.

Et tout d'abord deux lignes d'historique. Attiré et séduit par les expériences métalloscopiques que faisait à la Salpêtrière **M.** le professeur Charcot, nous eûmes la pensée de rechercher si l'hydrothérapie pouvait produire les interversions des phénomènes hystériques. Un heureux hasard devait d'ailleurs nous engager à entrer dans cette voie physiologique. Un jour, en effet, en décembre 1877, désirant nous rendre compte de l'influence locale du froid sur la circulation locale, et en particulier sur le nombre des globules rouges du sang, il nous vint à l'idée, pour plus de facilité, d'expérimenter sur une de nos malades personnelles, hystérique et hémianesthésique gauche. Après avoir fait une première piqûre et numéré les hématies, nous plaçâmes la main anesthésiée sous un large fragment de glace ; mais, sans nous préoccuper de l'action anesthésique habituelle de la glace, après quelques secondes de durée d'application, nous fîmes une seconde piqûre, aussitôt que la peau nous parut pâlir. A peine l'aiguille eût-elle pénétré que la patiente poussa un cri et retira brusquement sa main. L'anesthésie avait disparu ; l'action de la glace avait été primitivement excitante. Mais ce ne fut pas tout : à droite, dans la région homologue, l'insensibilité était apparue ; il y avait eu *transfert*. Quant à l'examen hématimétrique, il nous avait révélé une diminution du nombre des hématies, suivie bientôt d'une augmentation.

Cette expérience nous conduisit donc naturellement à rechercher l'action du froid et ensuite du chaud, et à déterminer les effets de l'excitant thermique dans l'hémianesthésie, l'amyosthénie et l'achromatopsie des hystériques.

Voici nos diverses expériences :

1º *Glace.* La main gauche est placée sous un large fragment de glace. Après une ou deux minutes, la sensibilité apparaît au pourtour de la région sur laquelle est appliquée la glace, puis graduellement cette sensibilité s'irradie jusqu'à l'épaule gauche, et en dernier lieu, jusqu'à la moitié de la face.

Aux alentours de l'application de la glace, la main devient légèrement rouge, et la piqûre exsangue auparavant saigne quelque peu.

A droite, phénomène de transfert; l'insensibilité s'étend exactement aux mêmes régions, c'est-à-dire jusqu'au niveau de l'épaule droite, et enfin à la moitié supérieure de la face.

Le dynamomètre qui marquait à droite 23 et à gauche 18 kilogr. indique 18 à droite et 23 à 24 à gauche. L'amyosthénie a disparu en même temps que l'anesthésie.

Toutefois, la sensibilité à gauche, l'anesthésie à droite n'ont pas été limitées aux régions supérieures ; elles se sont également étendues aux extrémités inférieures, mais d'une façon moins rapide et moins diffuse.

Après quatre ou cinq minutes, quelquefois plus, la malade retombe dans l'anesthésie et l'amyosthénie. Il y a donc eu persistance temporaire de la sensibilité. Tels sont les phénomènes produits par la glace, quand son application cesse aussitôt que la sensibilité et la force musculaire sont revenues.

Si, au contraire, nous laissons la glace appliquée sur la peau, la sensibilité revenue disparaît rapidement de nouveau ; il y a anesthésie de retour.

La sensibilité générale n'est pas seule modifiée, mais encore la sensibilité spéciale.

Les hystériques, comme vous le savez, présentent, s'il s'agit de la vue, du côté anesthésié, des altérations pouvant aller jusqu'à la cécité complète (Briquet). M. Galezowski a établi que l'amblyopie hystérique s'accompagne régulièrement de dyschromatopsie ou d'achromatopsie, c'est-à-dire d'une distinction défectueuse ou nulle des couleurs. En outre, M. Landolt a démontré que cette perversion du sens de la vue, en ce qui concerne les couleurs, s'opère suivant certaines lois. A l'état normal, toutes les parties du champ visuel ne sont pas également aptes à percevoir les couleurs. Le plus souvent, c'est pour le bleu que le champ visuel est plus étendu, puis, viennent le jaune, l'orangé, le rouge, le vert et enfin le violet, qui n'est perçu que par les parties les plus centrales de la rétine (Charcot, leçon de la Salpêtrière).

Chez les hystériques, les divers cercles, correspondant, dans l'exploration, aux limites de la vision pour chaque couleur, se rétrécissent concentriquement, suivant la même loi que pour l'état normal. Selon donc le degré de l'amblyopie, l'hystérique ne verra pas certaines couleurs ; or, en général, ce sera, au début, la couleur centrale, c'est-à-dire le cercle violet qui pourra se rétrécir jusqu'à devenir nul ; puis, graduellement disparaîtront les autres couleurs, en allant du vert à l'orange, et en dernier lieu au jaune et enfin au bleu, couleurs périphériques.

Notre hystérique étant achromatopsique, si nous appliquons un fragment de glace sur la tempe gauche, la perception des couleurs reviendra successivement et toujours dans le même ordre, en allant du bleu jusqu'au vert, plus rarement jusqu'au violet. L'œil gauche qui ne peut distinguer aucun des vingt numéros de l'alphabet Jæger recouvrera son acuité visuelle correspondant au n° 3 de l'échelle. Mais, à son tour, l'œil droit cessera de percevoir les couleurs ; il deviendra achromatopsique.

Si maintenant, nous enlevons le morceau de glace, la perception des couleurs ne tarde pas à cesser, et cela dans l'ordre suivant : le violet disparaît en premier, puis le vert, le rouge, le jaune, enfin le bleu disparaît à son tour, et l'œil est redevenu achromatopsique. La disparition des couleurs a eu lieu dans l'ordre inverse de leur apparition.

2° *Eau glacée.* — L'esthésiomètre démontre que l'application momentanée d'eau froide, sans friction consécutive, augmente la sensibilité tactile, tandis que l'application prolongée de l'eau glacée produit l'anesthésie.

Il était conséquemment rationnel d'admettre l'influence de l'eau glacée non seulement sur la sensibilité générale, mais encore sur la sensibilité spéciale. C'est ce que l'expérience, faite à la Société de médecine pratique, en 1878, a prouvé. Il y a eu également phénomène de transfert, persistance de la réapparition de la sensibilité, mais temporairement, irradiation de l'esthésie, anesthésie de retour ; toutefois, ces divers phénomènes ont été moins rapides et moins accentués que dans l'expérience avec le fragment de glace.

3° *Douche froide.* — La douche froide, agissant à la

fois comme un léger irritant de la peau et comme un excitant mécanique, et la soudaineté de l'application du froid ayant été, dans ses effets, comparée par M. Valentin aux effets d'une décharge électrique, mise en regard avec ceux d'un courant qui s'écoule lentement par une pointe, il nous a paru intéressant d'étudier les effets de cette douche sur les phénomènes achromatopsie ou dyschromatopsie, hémianesthésie, amyosthénie, etc.

Une douche, en pomme d'arrosoir, à jets semi filiformes, ayant une pression de trois à quatre atmosphères et d'une température de 8°, est dirigée pendant dix secondes, sur tout le côté gauche, rapidement de bas en haut. Et aussitôt, la notion des couleurs est revenue dans l'œil gauche, en même temps qu'est apparue la sensibilité. A droite, phénomène de transfert. Au bras correspondant l'anesthésie a disparu, la force musculaire est revenue, le sang a coulé. Au côté gauche, la sensibilité est revenue; à droite, il y a eu transfert.

Ainsi toute la région gauche a subi l'influence de la douche. La douche, localisée en un point, a produit les mêmes effets que le métal actif.

Mais ces effets de la douche ont lieu rapidement, surtout en ce qui concerne la réapparition de la sensibilité pour les couleurs, et il faut se hâter de saisir les phénomènes produits pour en bien apprécier toutes les phases. Il est plus facile, par contre, d'étudier la disparition de l'amyosthénie et de l'anesthésie, le transfert et l'anesthésie de retour.

La température de l'eau est portée à 14° c. et les mêmes phénomènes se produisent, mais ils sont moins accentués, moins nets et cessent rapidement.

4° *Eau chaude.* — Si l'on vient à appliquer une éponge

imbibée d'eau chaude (35 à 45° c) sur une surface quelconque d'une région anesthésiée, l'on constate, au bout de une à deux minutes, quelquefois plus, que cette zone insensible devient peu à peu sensible, tandis que, du côté opposé, dans la zone symétrique, la sensibilité disparaît graduellement; il y a eu transfert.

Que si l'application du chaud est prolongée, l'anesthésie de retour ne tarde pas à réapparaître.

L'eau chaude, en application locale, agit non seulement sur l'anesthésie et l'amyosthénie, non seulement sur la sensibilité générale et spéciale, mais encore et surtout sur la contracture passagère.

5° *Douche chaude.* — La douche chaude produisant comme la douche froide une excitation périphérique se transmettant aux centres vaso-moteurs bulbo-spinaux, d'où elle se réfléchit sur tous les vaisseaux, sans intervention obligée du cœur, si sa température ne dépasse pas 45°, s'il y a *soudaineté* de l'impression, force de projection, courte durée d'application et étendue de la surface impressionnée, il y aura, aussi bien que pour la douche froide, similitude de modifications survenant dans certains phénomènes présentés par les hystériques, de même qu'il y a analogie dans certains changements observés dans la circulation, par exemple.

Ainsi, une douche chaude, dans les conditions que nous venons d'indiquer, est administrée à une hystérique hémianesthésique, et des phénomènes semblables (quoique moins accentués) à ceux constatés lors d'une application d'eau froide sont produits sur l'anesthésie, l'amyosthénie et l'achromatopsie ou la dyschromatopsie, Il y a, de même, anesthésie de retour, à la suite d'une application un peu prolongée, et persistance momentanée de la réapparition de l'esthésie après cessation rapide de la douche.

Le transfert a également lieu.

6ᵉ *Douche écossaise.* — Lorsque l'on fait succéder une douche froide à une douche chaude, on obtient des effets d'autant plus marqués que la différence est plus grande entre la température de l'eau et celle du tégument externe, et parmi ces effets, il convient de noter l'action vaso-dilatatrice consécutive, c'est-à-dire les dilatations vasculaires de la peau très prononcées et assez lentes à s'effacer.

Cette association du chaud et du froid, chez les hystériques hémianesthésiques et dyschromatopsiques, agit aussi comme *perturbateur*, mais le phénomène nous a paru un peu plus complexe.

Nous avons vu l'eau chaude, chez une hémianesthésique gauche, ramener à gauche la sensibilité, la force musculaire et déterminer le transfert à droite ; mais, si le phénomène produit, l'on vient à appliquer à gauche une éponge imbibée d'*eau froide*, l'on ne tarde pas à constater que l'esthésie persiste à gauche, tandis que, à droite, l'anesthésie a disparu pour faire place au retour de la sensibilité, si bien que temporairement, la sensibilité existe des deux côtés à la fois.

Si l'application d'eau froide continue, l'esthésie disparaît bientôt à droite, puis graduellement, mais lentement à gauche, et à mesure que l'anesthésie s'accentue à gauche, le côté droit retrouve sa sensibilité. Ainsi il arrive que momentanément la sensibilité devient obtuse des deux côtés, mais principalement à droite, pour être ensuite suivie du retour des phénomènes primitifs.

M. le Dʳ Lemarchand a vu, chez une malade, le côté

gauche qui était anesthésié et était jusque-là *insensible à l'eau chaude et à l'eau froide*, devenir tout d'un coup et brusquement, pendant l'application de la dernière douche, *impressionnable à l'eau à* 40°. Tandis que l'eau à 40° faisait éprouver à la malade une sensation de brûlure, l'eau froide continuait à la laisser complètement insensible.

Le côté sain, au contraire, qui avait pendant les quinze premiers jours de l'application du traitement, supporté vaillamment l'eau chaude et l'eau froide, devint immédiatement et en même temps *tellement impressionnable à cette dernière* qu'il ne la put supporter en aucune manière, pendant qu'il restait complètement indifférent à l'eau à 40°.

Cette perturbation persista, sans temps d'arrêt aucun, pendant plus d'un mois.

6° *Adjonction des métaux à l'hydrothérapie.* Partant de ce fait, que l'on peut fixer l'un des phénomènes métalloscopiques pendant la succession de ces phénomènes, par l'application d'une seconde plaque de métal neutre à distance et au-dessus de la première qui les a déterminés, ou bien sur le métal actif lui-même; sachant d'autre part que l'on pouvait à volonté, et à l'aide d'une simple plaque métallique inactive, prolonger l'action de l'électricité et de l'aimant aussi bien que celle des métaux, nous avons cherché: 1° à provoquer, à l'aide de la douche froide ou chaude, le phénomène qu'il s'agissait de rendre plus ou moins durable; 2° à le fixer, en appliquant où il se produit une plaque de métal neutre.

Nous avons pu produire l'anesthésie et ramener la sensibilité en une surface du corps par la douche, mais l'application d'un métal *neutre* n'a pu fixer le phénomène. En employant, au contraire, le métal *actif*, le phénomène a été fixé dans la phase où il se trouvait. Dans trois cas en 1879, et dernièrement encore chez une quatrième malade, nous avons pu prolonger à volonté, à l'aide d'un métal actif, l'action de l'excitant thermique, chaud ou froid, et rendre ainsi plus ou moins durable non seulement la sensibilité générale ou spéciale, mais encore l'anesthésie ou l'amyosthénie. L'expérience renversée a produit les mêmes résultats.

M. le Dr Lemarchand est arrivé au même but par ce dernier moyen : la sensibilité produite chez sa malade par le métal actif, la douche froide est ensuite administrée, et elle a pour effet de prolonger la sensibilité déterminée par l'application du métal.

Nous avons encore cherché à fixer le phénomène produit en procédant ainsi : le métal actif a ramené, par exemple, l'esthésie, nous l'enlevons, et puis immédiatement nous administrons la douche, froide ou chaude ; la sensibilité fixée et dûment constatée, nous réappliquons le métal actif, et nous notons alors que cette sensibilité persiste pendant plus longtemps, quelquefois deux et même trois jours, que dans le cas où, après avoir provoqué, à l'aide de la douche, le phénomène anesthésie ou esthésie, nous le fixions en appliquant, au moment où il se produit, une plaque de métal actif.

Notons enfin que, si après avoir fait disparaître par le métal actif l'amyosthénie et l'anesthésie, vous venez à administrer la douche en conservant sur la peau le métal actif, la sensibilité et la force musculaire, qui étaient revenues, disparaissent de nouveau, et cela beaucoup plus rapidement que dans le cas où se produit habituellement l'anesthésie de retour. (Continuation de l'application du métal après la réapparition de la sensibilité).

En résumé, et sauf exceptions ou variations indivi-duelles :

1° L'excitant thermique (chaud et froid), produit sur l'anesthésie, l'achromatopsie, la dyschromatopsie et la contracture passagère, présentées par les hystériques, des phénomènes identiques à ceux résultant de l'appli-cation des métaux.

2° Les phénomènes nous ont paru d'autant plus mar-qués que le froid était au-dessous de la température de 10 degrés centigrades, que la chaleur s'élevait au-des-sus de la ligne neutre, et se rapprochait de 50 degrés centigrades, d'autant plus accentués qu'il y avait *soudai-neté* de l'impression, force de projection, peu de durée de l'application de l'excitant, et étendue de la surface impressionnée.

3° Il est possible de fixer l'un des phénomènes métal-loscopiques, pendant la succession de ces phénomènes, en le provoquant à l'aide de la douche froide ou chaude, et en appliquant, au moment où il se produit, une pla-que de métal actif, ou bien encore en déterminant le phénomène par le métal actif, et en administrant en-suite la douche.

Applications thérapeutiques. — Elles ressortent des effets physiologiques constatés. Et puis, traiter l'anes-thésie, n'est-ce point aussi traiter la maladie elle-même, du moins dans les cas réguliers? Nous n'insisterons donc pas. Aussi bien, nous avons eu déjà l'honneur de vous signaler, dans le traitement de la diathèse hysté-rique, l'importance et la valeur de l'hydrothérapie mé-thodique et rationnelle, et de vous faire connaître les ré-sultats heureux qu'en avaient retirés les malades que nous devions à la bienveillance de nos maîtres, et à la sympathie de quelques confrères.

Quant à l'association de la métallothérapie à l'hydro-thérapie, qu'il nous soit permis de ne pas la considérer comme une superfétation. D'ailleurs, l'observation de M. le Dr Calmels, celle de M. le Dr Lemarchand et quelques-unes de celles, dont nous avons ici même donné le résumé, font foi des avantages qui résultent de leur emploi combiné, simultanément ou alternativement. L'hydrothérapie n'a pas la prétention d'être exclusive, et, quand il s'agit d'hystérie et surtout d'hystéro-épilepsie, il convient parfois de faire appel — et nous n'y manquons pas — non seulement à la métallothérapie externe et interne, mais encore à l'aimantation, à l'électricité dynamique, et particulièrement à l'électricité statique.

Mais ce que nous désirons aujourd'hui retenir, c'est que l'eau froide et l'eau chaude, dans les conditions où nous nous sommes placé, agissent en général et *primitivement* comme excitants physiologiques du système nerveux, et sont, ainsi que nos expériences tendent à le prouver, des agents esthésiogènes.

Paris. — Typ. de A. Parent, Davy succ., rue M.-le-Prince, 31

DU MÊME AUTEUR

1876. Étude sur le bain Turc.

— Revue d'hydrothérapie.

1877. Étude sur le bain térébenthiné.

1878. De l'influence immédiate et médiate de l'hydrothérapie sur le nombre des globules rouges du sang.

— De l'action de la glace, de l'eau glacée, des douches froides, etc., sur l'achromatopsie et l'hémianesthésie des hystériques.

1879. L'hydrothérapie dans les anémies et la chlorose : son action sur le nombre des globules rouges de sang et sur la quantité d'hémoglobine.

1880. L'hydrothérapie dans l'hystérie.

— Étude sur le traitement de l'hystérie et de l'hystéro-épilepsie.

1881. L'hydrothérapie et l'électrothérapie dans l'ataxie locomotrice progressive.

Paris. — A. PARENT, imp. de la Fac. de médec., rue M.-le-Prince, 31.
A. DAVY, successeur.

9 782019 652326